AF469980

DISSERTATION
SUR LES
EAUX MINERALES
DU
MONT DE MARSAN,

ADRESSÉE A MESSIEURS de l'Académie Royale des Sciences de Bordeaux.

Par Me. JEAN BETBEDER, Docteur en Médecine, & Correspondant de la même Académie.

A BORDEAUX,
Chez P. BRUN, Imprimeur Aggrégé de l'Académie Royale des Sciences.

M. D. CC. L.

AVEC RPIVILEGE.

DISSERTATION
SUR
LES EAUX MINERALES
DU
MONT DE MARSAN,

Adressée à Messieurs de l'Académie des Sciences de Bordeaux, par Me. Jean BETBEDER, Docteur en Médecine, Correspondant de la même Académie.

MESSIEURS,

Destiné par état à travailler à la conservation de mes Concitoyens, je saisis avec plaisir le premier

premier instant qui me procure le moyen de leur procurer mon zèle, la Dissertation sur les Eaux Minérales du Mont de Marsan, que j'ai l'honneur de vous présenter aujourd'hui est un effet de mon attachement bien sincère à leurs intérêts les plus précieux; le désir de leur être utile m'en inspira le dessein, les avantages que j'y trouvai dans ma pratique me l'a fait entreprendre, enfin l'Approbation dont votre illustre Académie honora mon premier Essai, me l'a fait achever.

Content d'avoir découvert dans nos Eaux la terre metallique dégagée

gagée d'une partie de ſon flogiſtique, je fus d'abord déterminé à ne vous expoſer que ce Phénomène qui étoit nouveau, mais il me parut enſuite trop intéreſſant pour me croire diſpenſé d'en rapporter toutes les particularités.

Dans le mois de Juillet 1747. *J'eus l'honneur d'adreſſer à* Monſieur Sarrau, *Sécrétaire des Arts, un petit Mémoire Analytique, dans lequel je ne faiſois qu'expoſer les expériences Chimiques que j'avois faites ſur nos Eaux; il m'apprit par une Lettre très-obligeante, dont il m'honora le troiſiéme Mars de la même année, que mon Mémoire avoit*

avoit été lû dans la derniére Assemblée, que l'Académie avoit eu la bonté de l'approuver, & qu'elle m'exhortoit à travailler la seconde partie, dans laquelle je devois donner la connoissance des effets & la maniére d'administrer nos Eaux. C'étoit me presser de me satisfaire, j'ai consommé mon Ouvrage que j'ai l'honneur de vous présenter, vous en êtes les Juges légitimes, & si vous daignez en devenir les Protecteurs, votre Approbation me procurera tout le fruit que j'en espère, je le fais consister au double avantage de prouver à mes Concitoyens mon attention & mon attachement

attachement à tout ce qui les intéresse, & de vous convaincre du profond respect avec lequel j'ai l'honneur d'etre.

MESSIEURS,

Votre trés-humble & trés-obéissant Serviteur,

BETBEDER, D. M.

APPROBATION de l'Académie de Bordeaux.

VOTRE Mémoire, Monsieur, sur les Eaux Minérales du Mont de Marsan, a été lû dans la derniére Assemblée de l'Académie. On y a vû avec une extrême satisfaction votre zèle pour le bien Public, à qui vous consacrés les lumiéres que vous avez acquises dans la Physique & dans la Médecine. Plus louable dans l'objet de vos recherches, que ceux qui s'attachent à découvrir des mines de métaux dans

dans le ſein de la terre, ſouvent nuiſibles à la conſervation des hommes, vous en voulez tirer des eaux ſalutaires pour la guériſon de leurs maladies. Il n'eſt que trop commun d'aller chercher au loin des remédes que l'on a à ſa portée faute de les connoître ou d'en ſçavoir faire le cas qu'ils méritent. Il ſemble qu'il y a une aveugle fortune qui accorde ſes faveurs à certaines productions de la nature, par préférence à d'autres, comme on le voit dans la diſtribution des biens répandus dans le monde. Vous vous élevez contre cet abus, & vous entreprenez de remettre en honneur, les sources d'eaux minérales, trop négligées dans le lieu que vous habitez. En cela vous remplissez les devoirs de bon Citoyen & de Sçavant Medecin.

L'Académie m'a chargé, Monsieur, de vous remercier de l'honneur que vous lui avez fait, en lui communiquant votre Mémoire, Elle attendra avec impatience, la Dissertation que vous promettez au Public, dans laquelle vous donnerez avec l'étendue nécessaire la connoissance des effets

effets & de la maniére d'administrer ces Eaux

Agrées en même tems que je profite de cette occasion pour vous assûrer des sentimens d'estime & de considération avec lesquels je suis :

MONSIEUR,

Votre très-humble & très-obéissant Seviteur SARRAU, Sécrétaire des Arts de l'Académie de Bordeaux.

A Bordeaux le 3. Mars 1747.

A Bordeaux le 17. Mars 1750.

VOUS venez de remplir, Monsieur, l'engagement que vous aviez contracté avec l'Académie, en lui donnant la seconde partie de votre Mémoire sur les Eaux Minérales du Mont de Marsan. On y a vû la juste application qu'on peut faire des propriétés que vous avez découvert dans ces Eaux, confirmée par la guérison de plusieurs malades; & pour ne rien omettre, vous y avertissez des cas où vous pensez que leur usage pourroit être pernicieux. En sage Medecin, vous

vous êtes biên éloigné de croire aux remédes universels.

J'espère Monsieur, que la correspondance qui vient de s'établir entre nous, me donnera souvent des occasions de vous témoigner la reconnoissance de l'Académie, celle que vous devez attendre du Public, & les sentimens d'estime & du plus parfait attachement avec lesquels j'ai l'honneur d'être :

MONSIEUR,

Votre très-humble & très-obéissant Serviteur SARRAU, Sécrétaire des Arts de l'Académie de Bordeaux.

AVERTISSEMENT.

LE jugement favorable que l'Académie a rendu ſur cette Diſſertation, eſt une récompenſe bien glorieuſe de mes travaux dans la Chimie, & de mes ſcrupuleuſes obſervations dans la pratique de la Médecine; l'Aprobation d'une Compagnie ſi choiſie me fait déjà préſſentir celle du Public à qui je ſuis tout dévoué par état & par inclination.

DISSERTATION
SUR
LES EAUX MINERALES
DU
MONT DE MARSAN.

PREMIERE PARTIE.

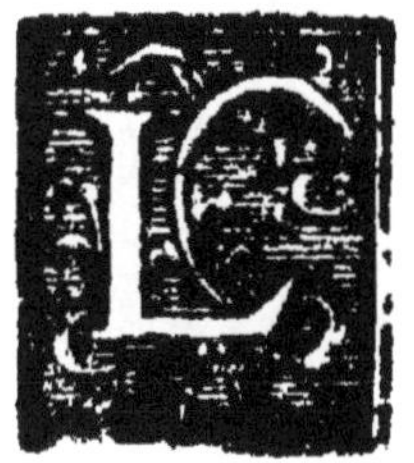

ES Eaux Minérales du Mont de Marſan autrefois en grande réputation par les bons effets qu'on leur voyoit produire,

 méritèrent

mériterent qu'on leur construisît un superbe fourneau, qui en les fixant dans une demeure commode pour les malades, les mettoit à l'abri des injures du tems, & les garantissoit des immondices que les eaux pluviales portent jusques dans leur source; mais le tems qui détruit tout, le décredit dans lequel elles tomberent, il y a environ vingt cinq ans, par le peu d'usage qu'en faisoient faire nos Médecins de ce tems, enfin la commodité d'aller à Bareges, Bagneres, Barboutan, S. Louboue &c. tous lieux abreuvés d'excellentes tres eaux minérales, firent que l'on se mit peu en peine d'entretenir un secours aussi efficace contre nombre de maladies. *Multa cadent quæ nunc sunt in honore, multa verò renascuntur quæ jam cecidere.* C'est en effet ce que j'espère voir arriver à nos Eaux, il n'y reste pas le moindre vestige de Fontaine, à peine entretient-on un trou dans la terre, pour pouvoir les y puisser; mais si la seconde Partie de cette Dissertation reçoit un accueil aussi favorable que celui dont votre illustre Académie honora la premiére, j'espère que l'approbation l'approbation des Sçavans qui la composent, augmentera la confiance des malades & reveillera l'attention de Messieurs nos Magistrats, qui convaincus de leur utilité par le jugement que vous en porterés, ne balanceront point à en faire rétablir le fourneau.

Il seroit de l'ordre de commencer par une description exacte du pays, pour donner une idée générale des terres que nos Eaux peuvent traverser; je sçus cette nécessité, mais nombre d'expériences curieuses que j'ai faites sur cet article m'arrêtent, dès qu'elles

les ſeront portées à leur perfection, j'aurai l'honneur de les communiquer à l'Académie dans un autre Mémoire. Revenons à nos Eaux.

Sans nul veſtige de rocher ſortant d'un buiſſon à cent pas & au nord de la Ville, elles coulent tranſparentes le long d'un grand chemin & y forment un petit ruiſſeau qui ne ſeche jamais. Cette Eau eſt fort legère, & ne péſe, pinte meſure de Paris, que vingt-ſept onces un gros & une ſcrupule.

On obſerve d'abord le long du ruiſſeau un limon peu onc-

tueux

mueux de couleur marron tirant ſur le rouge. L'odeur ferrugineuſe des eaux, leur goût, enfin les expériences ſuivantes ne permettent point de douter que ce limon ne ſoit chargé d'une grande quantité de fer, d'un peu de ſouffre très-attenué & d'une bonne quantité de vitriol : ſubſtances que l'eau charrie & dépoſe le long du chemin, quoiqu'elle coule continuellement. Je ne parle point de la terre qu'elle contient, parce que je la crois eſſentielle à toute eau, & qu'au contraire je regarde les autres ſubſtances comme

comme étrangères, puiſqu'elle les dépoſe ſans perdre pour cela ſon caractére d'eau.

Premiére Expérience.

Ayant jetté deux dragmes de noix de galle concaſſée dans quatre onces d'eau minérale, ſur le champ elle prit une couleur jaune-citron : cette teinture paſſa ſucceſſivement par différentes nuances, & par dégrés elle devint d'un beau marron. Je laiſſai le tout dans cet état infuſer pendant huit jours, la même couleur ſe ſoûtint, & voulant rendre mon expérience plus exacte, je je plaçai le vaiſſeau au bain de ſable, je fis évaporer entiérement l'eau, je pouſſai même le feu juſqu'à calciner la noix de galle dans une vüe dont je rendrai raiſon.

Pendant toute l'ébullition l'eau ne changea, pour ainſi dire, point de couleur, elle devint ſeulement ſur la fin un peu plus foncée.

Les eaux en général étant le diſſolvant propre de la partie extractille des végétaux, je crus que pour rendre plus parfaite l'expérience de l'eau minérale par la noix de galle, il faloit être en état de com-

parer

parer ce qu'une eau ſans minéral pouvoit opérer ſur la partie extractille. Je mis donc en infuſion deux gros de noix de galle dans quatre onces d'eau commune, & laiſſai le tout en macération pendant huit jours. L'eau tira ſur le champ une teinture jaune-citron à quelques nuances, près ſemblable à celle qu'avoit tirée d'abord l'eau minérale. Perſuadé donc que j'étois que cette légère teinture ne ſuffiſoit pas pour conſtater l'exiſtence du minéral dans l'eau, je laiſſai en infuſion pendant huit jours la noix de galle dans

les

les deux eaux. Je vis avec plaisir, que mon idée se trouvoit assez juste : l'eau commune ne haussa point en couleur du moins assez sensiblement pour établir une différence marquée.

Après cet examen je plaçai également cette eau commune au bain de sable où étoit l'eau minérale, & par un feu gradué, je les mis en ébullition. Je n'apperçus aucune différence dans l'activité du bouillonnement, elles s'échaufferent à peu près aussi vîte, j'examinai sur la fin de l'ebullition si la chaleur de l'eau n'avoit point augmenté la couleur des teintures, je n'y obſervai que la différence qu'une évaporation conſidérable peut produire; après l'évaporation entiére des eaux, je calcinai ce qui reſtoit dans les vaiſſeaux, je mis en poudre les charbons, & ayant préſenté par pluſieurs fois la pierre d'aiman aux deux matiéres, je ne retirai rien de celle qui avoit maceré dans l'eau commune : il n'en fut pas de même de l'autre, à peine y eus-je paſſé l'aiman deſſus, qu'il fut couvert d'une poudre brune très-ſubtiliſée, j'en re-

tirai

tirai près de deux grains. Cette quantité de fer m'a fourni occasion de faire une réfléxion singuliére que je placerai après les expériences.

Seconde Expérience.

L'odeur que répand cette eau aux environs de sa source & des endroits par où elle coule, approche, & n'est qu'un diminutif de celle qu'ont les escories du regule d'antimoine, ou pour mieux dire, tous les mélanges de l'alkali fixe avec le souffre, mélanges qui forment ce que nous nommons en Chimie les *hæpar sulphuris.*

Comme

Cette odeur me fit ſoupçonner dans nos Eaux une ſemblable combinaiſon : je n'imaginois pas à la vérité que ces Eaux, par un phénomène ſingulier, continſſent un alkali ; je ſçai que cette eſpèce de ſel ne doit ſon caractère qu'à la violence du feu qu'on employe dans la combuſtion & calcination des ſubſtances dont on le retire ; mais j'avois une idée qui me paroiſſoit aſſez vraiſemblable : il eſt poſſible, diſois-je, que le fer ſe trouvant en quelque façon privé d'une partie de ſon flogiſtique par la pénétration de l'acide vitriolique que j'ai découvert dans l'eau, tient de concert avec la terre essentielle à l'eau, la même place dans *l'hæpar sulphuris* que j'imaginois, que tient l'alkali dans *l'hæpar* que l'on fait en l'unissant avec le soufre. C'est précisément ce qui arrive ; la terre métallique du fer & la terre absorbante de l'eau se trouvent unies avec le peu de soufre qui s'y rencontre, & c'est de ce mêlange que dépend l'odeur qu'elle répand très-sensiblement en tout tems, mais très-fort pendant les chaleurs.

Je tentai mon épreuve, il

étoit d'abord queſtion de joindre à ces terres abſorbante & métallique, pour en ſéparer le ſoufre, un corps qui eut plus de rapport avec ces terres, que n'en a le ſoufre avec les alkalis, ou avec ces terres que je croyois viſcegerentes : Je verſai donc dans une pinte d'eau minérale une once de bon eſprit de vitriol, il ne s'y paſſa aucun mouvement ſenſible, point d'efferveſcence, point de chaleur apparente ; je laiſſai ce mêlange dans une capſule de verre pendant huit jours ; l'eau, bien loin de ſe troubler, conſerva ſa tranſparence,

rence ; & ce qui me parut singulier , une légère nuance tirant sur le roux que l'eau comporte naturellement, disparut au bout de huit jours : j'observai seulement le troisiéme jour au milieu de l'eau un petit nuage qui disparut ensuite sans que rien se précipitât, & l'odeur que l'eau répand se dissipa entiérement.

Ne peut-on pas conclure de cette Expérience. 1°. Que la partie bitumineuse qui entre dans la composition du souffre , se trouve dans le mêlange de notre Eau ? 2°. Que cette partie grasse est très-subtile

tile, puiſqu'elle diſparut trois jours - après avoir verſé de l'eſprit de vitriol ? Ce qui ne peut ſe faire que par ſon évaporation. Phénomène ſingulier, qui tend à prouver que l'acide vitriolique qui entre naturellement dans la compoſition du ſoufre de notre Eau, eſt un acide, pour ainſi dire, volatil, beaucoup moins concentré que l'acide vitriolique que l'on y verſe enſuite, puiſque ce dernier en détache celui que la nature lui avoit fourni, qu'il le confond avec lui-même pour s'unir alors aux terres métallique & abſorbante.

re. 3°. Cette Expérience ne prouve-t-elle point l'existence de l'acide vitriolique dans nos Eaux ? Ce dernier fait est incontestable, il est évidament prouvé dans toutes les Expériences. 4°. Il conste que la légère couleur rousse qu'a naturellement l'eau, dépend d'une partie de fer à demi pénétré, je veux dire, de la terre métallique; puisqu'ayant versé l'acide vitriolique, l'eau devint très-limpide, & que cette légère couleur disparut, ce qui arriva sans doute, parce que l'acide ayant pénétré plus intimement ces terres métallique

&

& abſorbante, d'opaques qu'elles étoient, elles devinrent tranſparentes en acquérant une nouvelle modification, je veux dire, en devevenant un ſel neutre.

Troiſiéme Expérience.

Je verſai dans un chaudron de cuivre jaune quatre pintes d'eau minérale, & à grand feu je la fis évaporer juſqu'à ſiccité parfaite ; il me reſta environ trente ſix grains d'une poudre brune de ſaveur ſalée approchante de celle des ſels neutres. J'en retirai au moyen de l'aiman une quantité de

fer,

fer, mais en beaucoup moindre proportion que j'en avois rétiré des quatre onces d'eau que j'avois versé sur les deux dragmes de noix de galle, & dont j'avois calciné le résidu.

Quatriéme Expérience.

Cette Expérience est la plus simple, & quoiqu'elle ne m'ait pas coûté beaucoup de soins, j'en tire cependant deux grandes preuves pour l'excellence de nos Eaux : je l'ai fait consister à laisser déposer une bonne quantité d'eau minérale dans un grand matras de verre. 1°. Il ne s'est rien précipité

pité de plus de quinze jours, & l'eau a conſervé toute ſon odeur pendant ce tems-là. 2°. Ce tems paſſé, il s'y eſt formé peu à peu un nuage qui s'eſt enfin précipité en forme de ſediment de couleur brune.

Le premier de ces effets, prouve que notre Eau peut ſe conſerver ſans ſouffrir la moindre altération pendant quinze jours au moins, & que par conſéquent elle peut être tranſportée, & être d'un grand ſecours à ceux qui ne peuvent point venir les prendre ſur les lieux.

La ſeconde Expérience eſt une

une preuve de plus de l'exiſtence des principes déja prouvés dans nos Eaux.

REFLEXIONS.

La grande quantité de fer que j'ai tirée de l'eau minérale avec la noix de galle après la calcination, & la diſproportion du même fer que je trouvai dans la poudre qui me reſta après l'évaporation des quatre pintes d'eau minérale, prouvent deux choſes : 1°. Que le fer ne ſe trouve pas dans l'eau entiérement ſous ſa forme métallique ; mais qu'il

y

y en a une partie privée de son flogistique, & ce fer pénétré à la façon du mare préparé à la rosée, semble avoir souffert dans les entrailles de la terre les mêmes opérations qu'employe l'art pour préparer le premier : car de même que la rosée pénétrant insensiblement le fer, le convertit en rouille, c'est-à-dire, lui enleve une partie de son flogistique, & que d'un autre côté il est divisé par le broyement que l'on est obligé d'en faire de tems en tems pour le rendre plus pénétrable à la rosée ; de même tandis que l'eau l'eau dans le cours qu'elle fait par les entrailles de la terre, brise par son mouvement le fer dont elle s'est chargée, l'acide vitriolique dont l'eau se trouve également participer, pénétre ce même fer, lui enleve une partie de son flogistique & le rend entiérement semblable au fer préparé à la rosée, à cela près, que s'il s'y trouve quelque différence, il doit être plus subtil, & divisé en des parties capables de pénétrer jusqu'à l'extrêmité des plus petits vaisseaux.

Ce fait qui au premier coup

d'œil paroît ſingulier, eſt prouvé par les diſproportions de la quantité du fer tiré de l'eau avec la noix de galle, & de la poudre reſtante après l'évaporation des quatre pintes d'eau; en effet puiſqu'après la calcination, j'ai tiré plus de fer que je n'en aurois trouvé vraiſemblablement avant, il eſt très-certain qu'une partie de la terre métallique qui avoit été privée de ſon flogiſtique, venant à le recouvrer par la calcination avec les charbons des galles, il ne reſte à conclure, ſi ce n'eſt, qu'il devoit s'y trouver de cette terre re métallique, par conſéquent j'étois fondé dans ma recherche. 1°. Parce que j'étois perſuadé que cette terre métallique tenoit de concert avec la terre abſorbante, la place de l'alkali dans *l'hæpar ſulphuris*, d'où dépend l'odeur de notre Eau : 2°. Il paroît que l'acide minéral contenu dans l'eau, a plus de rapport avec les terres métallique & abſorbante qu'avec la partie bitumineuſe qui forme le ſoufre, puiſque dans la troiſiéme Expérience quatre pintes d'eau laiſſent après l'évaporation une ſubſtance minérale ferrugineuſe & ſalée.

Je

Je ne doute point que si j'eusse fait évaporer assez d'eau pour avoir une grande quantité de poudre brune, je n'eusse pû en retirer par la cristallisation un sel neutre, je veux dire, un sel formé de l'acide vitriolique engagé dans les terres métallique & absorbante; car il est prouvé que ce sel y existe, & c'est lui qui donne à l'eau sa qualité apéritive.

Voilà, *Messieurs*, les quatre Expériences qui m'ont paru les plus concluantes & les plus décisives pour prouver la qualité des minéraux que nos Eaux contiennent. Le soufre s'y s'y trouve en très-petite quantité, mais auſſi il y eſt très-attenué, très-ſubtil, & il y conſerve ſa facilité naturelle à ſe ſublimer ; on y découvre le fer ſous deux formes, partie ſous ſa forme métallique diviſé en des molécules très-tenues, partie ſous celle d'une terre métallique dégagée de ſa partie graſſe ; enfin la combinaiſon de cette terre & de la terre abſorbante de l'eau avec l'acide vitriolique, forme un ſel neutre, qui eſt un vrai vitriol de mare beaucoup plus actif, beaucoup plus pénétrant que ceux que la Chymie nous fournit.

La

La combinaiſon de ces ſubſtances rend nos Eaux propres à nombre de maladies ; tout tend à prouver qu'elles font attenuantes, apéritives, fondantes, diuretiques & par fois purgatives. Paſſons à la ſeconde partie de cette Diſſertation, j'y expliquerai toutes ces vertus avec beaucoup plus d'étendue.

DISSERTATION SUR LES EAUX MINERALES DU MONT DE MARSAN.

SECONDE PARTIE.

APRE'S avoir évidament démontré l'existence des principes que j'ai découverts dans les Eaux minérales

rales de la Porte-Campet, ſeroit-il poſſible de leur refuſer des vertus médicinales qu'elles tirent de ces corps ? Et ne ſeroit-ce point, MESSIEURS, ſe montrer la victime de l'ignorance & des préjugés, qu'oſer en condamner hardiment l'uſage ? Oui ce ſeroit aller contre l'autorité des plus grands Maîtres, fronder la raiſon & l'expérience, que s'élever contre des ſecours auſſi ſalutaires, ſecours que la nature nous fournit ſi généreuſement dans nos Eaux minérales.

Mais quelques juſtes que

ſoient

ſoient ces conſéquences, quelque force qu'elles puiſſent avoir dans l'eſprit de ceux qui ſçavent juger, ne ſemble-t-il point qu'on ne peut pas oſer en eſpérer tous les avantages qu'elles nous offrent : en effet, la nouveauté qui par ſes attraits ſéduiſans ſurprend les eſprits les plus crédules, n'en révolte-t-elle point ſouvent d'autres, qui jaloux des découvertes d'autrui, les réfutent, les condamnent, & veulent qu'il n'y ait rien de bon que ce qu'un aveugle uſage leur a fait recevoir, & ce qu'accrédite leur caprice.

Telle

Telle eſt l'erreur qui dès tous les tems s'eſt élevée contre les remèdes nouveaux, tel a été le ſujet des diſputes les plus opiniâtres que la conviction a enfin détruites, en forçant les plus prévenus à adopter les découvertes que la ſagacité & la pénétration des Modernes leur ont fait faire dans les différentes parties de la Médecine.

Je ne crains point, Meſſieurs, de me voir forcé à prendre la défenſe de nos Eaux, tout parle en leur faveur, l'exiſtence du fer, du ſoufre, du vitriol, annonçe leurs

leurs vertus, & les Expériences les ont déja confirmées: plus d'une fois nous avons vû des estomacs délabrés, des digestions dérangées heureusement rétablies par l'usage de nos Eaux, des embarras dans le foye enlevés, des obstructions de la rate détruites, des douleurs des reins calmées, des fièvres lentes forcées à céder; enfin tous les effets merveilleux qu'est en état d'opérer une juste combinaison du fer, du vitriol & du soufre.

Si je n'avois à parler qu'à des Sçavans, je me tairois,

la

la défiance de mes forces, la foiblesse de ma plume ne me permettroient pas d'aller plus loin ; mais mon unique but étant de me rendre utile à ma Patrie, je vais tâcher de remplir le mieux qu'il me sera possible, les engagemens que je pris envers le public, dans le Programe que je me vis forcé de faire imprimer, le mois de Septembre, afin d'arrêter par ce moyen le mauvais usage que l'on faisoit de nos Eaux, & de prévenir les dangers auxquels exposoit leur abus.

Je promettois : 1°. Une

énumération exacte des cas où je crois que conviennent nos Eaux. 2°. Un guide assuré pour se bien conduire dans leur usage. 3°. De rapporter les effets merveilleux qu'elles ont opéré. Pour remplir ces trois points, & y procéder avec quelque ordre, trois choses me paroissent nécessaires.

1°. Je dois examiner les facultés des principes que contiennent nos Eaux minérales. 2°. Donner une idée du corps sur lequel elles produisent leur effet. 3°. Rendre raison de leur maniére d'agir, afin d'en

fixer

fixer l'uſage & le réduire à des régles aſſurées.

PREMIER POINT.

Les trois minéraux que contiennent nos Eaux de la Porte-Campet, ſont trois productions de la terre, qui ſont depuis long-tems l'objet de la recherche des plus grands Filoſofes; une infinité de grands Hommes en ont fait leurs plus douces & leurs plus ſérieuſes occupations; mais ſans nous arrêter aux problêmes inexplicables dont ils ont trouvé le dénouement,

ment, au nombre prodigieux de choſes rares & curieuſes que nous a fourni leur travail, combien de préparations très-utiles en Médecine n'en ont-ils point retirées ? Le nombre en eſt ſi grand, qu'on peut dire, ſans craindre, que le ſoufre, le fer & le vitriol ſont trois ſources inépuiſables de remédes fort utiles pour un grand nombre de maladies. Eh ! que ne doit-on point en attendre quand on connoît leurs vertus !

Le ſoufre eſt atténuant, pénétrant, réſolutif, inciſif, apéritif, deſſicatif.

Le

Le fer eſt apéritif, aſtringent, ſtomachique.

Le vitriol enfin, eſt ce corps que l'on nomme avec raiſon *optimum lapidem veram Medicinam* : il fournit quantité d'excellens remèdes, & & c'eſt ſon acide qui lui communique tant de belles qualités, elles varient ſuivant la baſe avec laquelle il eſt joint ; & chaque terre métallique le rend propre à differens uſages. Eſt-il uni au cuivre, il devient emétique intérieurement, extérieurement il eſt déterſif, deſſicatif, ſtiptique, vulnerere, aſtringent ; participe-t-il pe-t-il des autres métaux, son usage varie, ses vertus sont plus ou moins grandes, & répondent au dégré de résistence qu'offre le métal dans lequel ses pointes acides sont engagées. Mais quelque utile qu'il puisse être, son usage intérieur est toujours suspect & devient dangereux ; ce n'est que lorsqu'il se trouve simplement uni au fer, qu'il est si salutaire ; c'est alors qu'il produit des effets si surprenans, il rétablit les digestions les plus dérangées, emporte les obstructions les plus opiniâtres, augmente puissament l'oscillation l'oſcillation des vaiſſeaux, attenue la limphe. J'expliquerois volontiers ici tout ce qu'on doit en eſpèrer ; mais ce ſeroit m'écarter de l'ordre que je me ſuis établi, ſuivons le, & tâchons de remplir le ſecond point.

II. POINT.

Le corps humain que l'on nomme le petit monde, eſt en effet un abrégé fidele de tout ce qui ſe paſſe de merveilleux dans le grand : le nombre prodigieux des parties qui compoſent le premier,

mier, leur admirable varieté, leur uſage ſoûtenu & ménagé avec tant d'art, la diverſité des liqueurs qui arroſent inceſſamment les parties ſolides, leur production, leur ſécrétion dans les organes qui leur ſont propres, leur action, leur force, tout concourt à prouver qu'il ſemble que la nature a pris plaiſir à ramaſſer en petit, & à nous préſenter (pour ainſi dire) en un point toutes les merveilles qu'elle a répandues dans l'univers.

Mais pour ne point trop m'arrêter à ce beau parallele, & fixer l'idée que l'on doit ſe faire

faire de notre corps, je dis qu'il n'est qu'un composé de parties solides formées d'une infinité prodigieuse de maniéres, que tout est continuellement arrosé par des liqueurs que la nature varie à son gré suivant les usages qu'elle se propose d'en faire. Or, puisque notre corps n'est que la combinaison de deux parties, qu'on peut appeller ses principes organiques, ne doit-on point conclure que tous les maux, qui nous affligent, sont le produit de l'altération d'un des deux principes, ou bien, ce qui

qui arrive pour l'ordinaire, de l'un & de l'autre à la fois. En effet les dérangemens qui arrivent à notre machine, ne consistent-ils point, ou bien, dans une trop grande rigidité des fibres qui détruisant cette souplesse naturelle, qui leur est si nécessaire pour contre-balancer la force du sang, fait qu'il se forme des engorgemens, tantôt inflammatoires, tantôt simplement limphatiques ; un excès de sensibilité n'est-il point la source d'une infinité de maladies ? Et à quels accidens n'expose point cet état des fibres, qui les

les rend ſuſceptibles des moindres impreſſions ; ſi l'on ajoûte à ces diſpoſitions la tenſion exceſſive qui arrive aſſez ſouvent, ne reconoîtra-t-on pas aiſément de quel uſage ſont nos Eaux dans tous ces cas ? Et ne ſera-t-il point aiſé de prévoir des effets heureux de l'uſage d'un remède naturel, qui eſt en même tems humectant, adouciſſant, capable de porter par tout la douceur & l'onctuoſité ?

Mais ſi l'on change de point de vûe, & que l'on examine les fibres de notre corps dans un état de relâchement, dans un un défaut de ſenſibilité, dans l'engourdiſſement, oſera-t-on eſpèrer de trouver quelque ſoulagement dans l'uſage de nos Eaux? Oui ſans doute, & quoique ces états ſoient diamétralement opposés, ils ſeront également combatus par l'uſage d'un remède que la nature rend en même tems propre à l'un & à l'autre.

Les altérations qui arrivent dans nos humeurs, conſiſtent dans une trop grande conſiſtence des parties qui les composent; caractère de l'épaiſſiſſement, qui leur enleve cette diſpoſition naturelle qu'elles doivent

doivent avoir, pour qu'elles puiſſent être portées juſqu'aux extrêmités des parties, & ſe ſéparer chacune dans les organes ſécrétoires qui leur ſont propres ; c'eſt ainſi que l'épaiſſiſſement du ſang nous rend peſans & engourdis : le défaut de ſécrétion du ſuc ſalivaire, du ſuc gaſtrique, fait languir les digeſtions & les rend difficiles ; c'eſt ainſi que la détention de la bile dans le ſang couvre nos corps d'une couleur jaune affreuſe, qui pour l'ordinaire eſt une preuve parlante des embarras du foye ; c'eſt ainſi que le défaut de de ſécrétion des urines dans les reins, imprime à notre ſang une qualité âcre & corroſive ; c'eſt ainſi que le défaut de ſécrétion de chaque humeur nous expoſe à des périls differens ; & enfin, que ne doit-on point craindre de la ſupreſſion de l'inſenſible tranſpiration ? Cette évacuation ſi abondante, qui porte au-dehors tant de matiéres capables de nuire, & qui en effet deviennent une ſource infinie de maux quand elles ſont retenues.

A l'épaiſſiſſement des humeurs qui produit de ſi grands

grands ravages, on trouve un remède aisé & commode dans nos Eaux ; les minéraux qu'elles contiennent, portés dans le sang par le véhicule le plus pénétrant, le plus capable de s'insinuer par tout, sont en état d'atténuer le sang, de fondre la limphe, d'ouvrir les vaisseaux engorgés.

Leurs vertus ne sont pas plus bornées dans l'état opposé des fluides; leur défaut de consistence, leur exaltation, leur effervescence, leur trop grande action, toutes ces altérations peuvent être détruites par un usage prudent de nos

nos Eaux minérales.

J'entens, & il m'eſt aiſé de prévoir l'objection que l'on me fait; comment, me dit-on, pouvez vous attribuer des vertus auſſi oppoſées à vos Eaux minérales ? Comment allier en un même remède la faculté d'augmenter le reſſort des parties trop relâchées, d'exciter des oſcillations aſſez vives pour les ſortir de l'atonie où elles ſemblent réduites, avec une autre faculté de relâcher les fibres trop tendues, de leur imprimer de la ſoupleſſe, de leur porter de la douceur, pour en régler les mouvemens

mouvemens ? Enfin comment persuader que ces Eaux sont atténuantes, fondantes, incrassantes tout à-la-fois ?

Pour répondre à l'objection, examinons la maniére dont agissent nos Eaux, & il sera aisé de se convaincre de la vérité.

III. POINT.

Dire que nos Eaux agissent par les trois principes qu'elles contiennent, ce seroit ne point s'éloigner de la vérité; mais seroit-ce satisfaire aux vûës que je me suis proposées ? Non sans doute, puisque j'ai promis

promis de rendre compte de leur maniere d'agir, & de démontrer que quelques opposés que paroissent leurs effets, ils sont cependant le produit de cette juste proportion des minéraux qu'elles contiennent. Une observation exacte dans tous les cas où j'ai cru nos Eaux utiles, va porter la conviction dans les esprits.

1°. J'ai observé que nos Eaux agissent dans les premieres voyes sur l'estomac, les entrailles; dans l'estomac elles augmentent la force contractive de ses fibres par une légère astriction qu'opère le sel vitriolique qu'elles qu'elles contiennent, elles augmentent la ſécrétion du ſuc gaſtrique, & quelques embarraſſées qu'en ſoient les glandes, les titillations douces & ménagées que le même principe y excite, ſont capables de les dégorger: les mêmes effets ſe paſſent à peu de choſe près de la même maniere dans les entrailles, & ce ſont ces douces irritations qui,en augmentant le jeu ſiſtaltique des membranes des inteſtins forcent leurs glandes à fournir abondamment les ſucs que le ſang y dépoſe : C'eſt ainſi que la nature allie dans nos Eaux les facultés attenante, incisive & fortifiante, & c'est ainsi qu'elles s'exécutent dans les premieres voyes.

2°. Nos Eaux agissent sur le sang & les vaisseaux qui le contiennent, elles augmentent le ressort de ceux-cy, & fournissent au premier une bonne quantité d'un liquide doux & onctueux, & ce liquide qui étant armé de la terre métallique & du fer qu'il contient, est capable de pénétrer par tout, d'humecter, de fondre, de détruire les engorgemens des glandes, de rétablir les sécrétions & les excrétions, communique

munique ſuivant la maniere de l'employer, à la machine la ſoupleſſe, la force, le relâchement, la tenſion dont elle a beſoin pour revenir dans l'état naturel dont elle avoit dégénéré.

Ces vérités que l'expérience rend conſtantes, & qui ſont la ſuite néceſſaire d'un uſage prudent de nos Eaux, prouvent qu'il n'eſt point d'état contre nature des ſolides, point d'altération dans les fluides, qu'elles ne puiſſent corriger ; mais pour n'en point trop dire, & afin de ne point les expoſer à la cenſure précipitée

cipitée des critiques ſeveres, & rendre leurs vertus plus connuës, je vais raporter les cas principaux où leur uſage ne manque jamais de produire des effets merveilleux.

1°. Elles conviennent dans toutes les maladies de l'eſtomac, qui ſont le produit de l'épaiſſiſſement du ſuc gaſtrique, elles le détruiſent en atténuant doucement ſa viſquoſité, le rendent moins tenace, moins colant, & par-là le rapprochent de cette fluidité naturelle qui lui eſt ſi néceſſaire, pour pénétrer les alimens, & en procurer une exacte

exacte division, afin de les convertir en chile; c'est de cette façon qu'elles sont d'une efficace bien marquée dans les maux d'estomac habituels qui dépendent, ainsi qu'on le dit communément, d'une abondance inépuisable de coles & de glaires.

2°. Les obstructions du foye, de la rate, du mésentere sont heureusement enlevées par l'usage de nos Eaux, quand la prudence de celui qui les administre, en soûtient les effets par quelqu'un d'un nombre infini de remedes que la nature lui indique suivant l'état du du malade, & les circonſtances qui peuvent varier.

3°. Elles ouvrent les conduits de l'urine, en facilitent & augmentent la ſécrétion dans les reins, en emportent les ſables, y fondent les glaires & les précipitent heureuſement; par-là elles préviennent les concrétions pierreuſes qui ne paroiſſent ſouvent que trop menaçantes par la préſence d'un ſédiment plâtreux & rougeâtre que l'on obſerve dans les urines.

4°. Nos Eaux minérales produiſent des effets merveilleux dans les ſupreſſions des régles

gles, elles raniment la nature souvent languiſſante dans les jeunes perſonnes chez qui elle ne s'eſt point encore expliquée, ſans tumulte, ſans déſordre, elles lui frayent ſes voyes & tariſſent, par un ſecours périodique qu'elles ne manquent jamais de procurer, une ſource inépuiſable de maux.

5°. L'Expérience me confirme qu'elles ſont un remède ſouverain dans la ſuppreſſion du flux hémorroïdal, elles en procurent le retour & emportent par-là nombre de maladies que produit le refoulement

ment d'un ſang dont l'évacuation périodique devient chez bien des gens d'une néceſſité abſolue.

6°. Elles détruiſent les reliquats des lévains dartreux, éréſipelateux, que les remèdes généraux & les ſpécifiques n'ont pû entiérement épuiſer, elles en purifient le ſang en les pouſſant, tantôt par l'inſenſible tranſpiration, tantôt par les urines, tantôt par la ſalivation, ainſi que j'ai eu occaſion de le remarquer.

7°. J'ai obſervé que les fiévres tierces, quartes & autres

de

de cette eſpèce, qui ſont très-fréquentes & très-dangereuſes vers la fin de l'Eté & dans l'Automne, cédent facilement à l'uſage de nos Eaux, quoiqu'elles ayent opiniâtrement réſiſté à l'uſage des purgatifs. Il eſt aiſé d'en appercevoir la raiſon. Enfin je ne dois point taire qu'elles ſont très-utiles dans les maux de tête habituels & contre la migraine.

Il eſt tems que le Lecteur impatient & convaincu des grands avantages que l'on peut retirer de nos Eaux minérales, m'interrompe; il exige de moi que je finiſſe de remplir mes engagemens envers le public, il me demande le guide aſſuré que je promettois pour ſe bien conduire dans leur uſage : quelque grande que ſoit la difficulté qui ſe préſente, je vais tâcher de la ſurmonter par un compte des effets qu'elles ont produit & qui pourront ſervir de bouſſole.

PREMIER EFFET.

Lévain éréſipelateux détruit tintement d'oreilles, maux de tête affreux, langueurs d'eſtomac juſqu'à la défaillance, heureuſement enlevés par l'uſage de nos Eaux.

Monſieur Balade, Exempt de

de la Maréchaussée, généralement estimé dans cette Ville par une probité à toute épreuve, fut saisi d'une violente fiévre le cinquiéme Février 1746. on chercha d'abord du secours dans la saignée ; mais bien loin d'y trouver le soulagement qu'on en espéroit, le mal augmenta, la fiévre haussa vivement, & un érésipele affreux sur toute la face fut bien-tôt de la partie. Quelque violent que fût le mal, on en vint à bout par l'usage des remèdes ordinaires, & la maladie se termina par une résolution

résolution qui paroissoit heureuse. Après une longue convalescence il restoit toujours au malade un tintement d'oreille fatiguant, des maux de tête affreux, des langueurs d'estomac jusqu'à la défaillance. Persuadé que j'étois que tous ces accidens étoient encore le produit d'un reliquat du lévain éréſipelateux, qui n'avoit pû être entiérement épuisé, je conseillai à mon malade de boire pendant quelque tems de nos Eaux minérales ; il les prit pendant huit jours à la concurrence de trois pintes chaque

que matin. Voici ce qu'elles opérerent. D'abord elles eurent de la peine à paſſer, & le malade reſſentit le premier jour une péſanteur à la tête, des laſſitudes dans tout le corps : rebuté, pour ainſi dire, il étoit déterminé à les abandonner, je l'encourageai en lui promettant un heureux ſuccès de la perſévérance. Le lendemain elles porterent aux reins, elles paſſerent à merveille par les urines, la violence des accidens diminua; le troiſiéme jour il ſurvint une ſalivation abondante,

dante, elle se soûtint toutes les après-midi tant que le malade usa de nos Eaux ; les défaillances, les maux de tête cesserent, le tintement d'oreille disparut, bref le malade recouvra une santé parfaite, il rendroit témoignage à la vérité s'il en étoit requis.

II. EFFET.

Fievre double-tierce forcée à céder à l'usage de nos Eaux minérales, après avoir opiniâtrement résisté à la saignée, aux purgatifs, au quinquina.

Monsieur Desbons, Cadet, Bourgeois

Bourgeois de cette Ville, retenu dans ſon lit vers la fin du mois de Juillet, par une violente fiévre marquée au coin des intermittentes par ſes accès périodiques, mais preſque continue par leur durée & par leur violence, me pria de lui donner du ſecours. Je portai toute mon attention à remplir deux indications qui me paroiſſoient ſe préſenter. 1°. Je calmai les violentes raréfactions du ſang en en diminuant le volume par la ſaignée, & en en modérant l'activité par des remèdes antiflogiſtiques

tiflogiſtiques. 2°. Je travaillai à détruire le lévain fiévreux, en l'attaquant juſque dans ſa ſource ; je vidai l'eſtomac, & après m'être pleinement aſſuré de ſon état, je paſſai à l'uſage des fébrifuges, je vins à bout d'emporter la fiévre, & le malade jouit d'un calme tranquile pendant près d'un mois, elle revint pour lors & ſe fit ſentir avec une extrême violence par des accès en double-tierce ; je lui oppoſai de nouveau les mêmes armes ; mais infructueuſement, le ſeul avantage que j'en retirai, ſe borna à ſuſpendre pour quelques

jours

jours ſes redoublemens, & elle ſembla n'avoir diſparu que pour tourmenter avec plus de cruauté le malade par la violence des maux de tête, par la longueur des accès, & déja ſa victoire s'annonçoit par une couleur jaune dont ſe couvrit tout le corps du malade : à la vûe de ce ſymptôme nouveau, je jugeai que l'opiniâtreté de la fiévre provenoit du déſſechement du ſang & des embarras des capillaires & des vaiſſeaux du foye : les obſervations que j'avois eu occaſion de faire pendant le cours de cette maladie, me confirmerent

confirmerent dans cette idée. Sur ce principe, je tournai toutes mes vûes à chercher un remède capable d'enlever les obſtructions & de fournir en même tems au ſang un humide doux & onctueux en état de remplacer ſa partie ſereuſe, que la durée du mal, les exceſſives chaleurs qui avoient précédé, & peut-être même l'uſage obſtiné des purgatifs, & des febrifuges de toute eſpèce avoient en quelque façon épuiſée.

Nos Eaux minérales me parurent ſeules en état de remplir mes intentions : en effet n'y n'y trouvois-je point les principes dont nous avions besoin pour combatre cette fiévre rebelle ? Le vitriol uni au soufre me paroissoit capable de rétablir les digestions, de parfaire le chile, & je voyois aisément que le fer porté dans le sang par une grande quantité du plus pénétrant des véhicules & du plus puissant des dissolvans, étoit en état, en attenuant le sang, en fondant la limphe, d'emporter les embarras des capillaires, de rétablir les sécrétions & les excrétions, & de redonner son cours naturel à la bile dont l'épanchement

panchement produiſoit la couleur jaune du malade. Je lui conſeillai donc nos Eaux minérales, il entra dans leur uſage le vingt-cinquiéme Août; détenu dans ſon lit, il ne put ſe tranſporter à leur ſource, il en but, après les avoir fait tiedir au bain-marie, trois pintes le premier jour en trois bües, à une heure d'intervale; on eut la précaution de faire fondre dans la premiére bouteille un pâquet d'un ſel purgatif & diurétique que l'expérience m'a prouvê être très-propre à en précipiter l'effet. Le malade ſans reſſentir

tir la moindre péſanteur à la tête, ſans éprouver la moindre laſſitude, rendit très-bien les Eaux par les urines, le ſecond & le troiſiéme jour il en fut de même, & la fiévre ayant donné un peu de relâche, il fut les boire à la ſource; leur effet fut bien different ce jour-là, non-ſeulement les urines furent abondantes, le malade fut encore puiſſament purgé, ces deux évacuations ſe ſoûtinrent pendant huit autres jours que le malade continua de boire de nos Eaux, tems auquel je crus le lévain fiévreux entiérement épuiſé par la la ceſſation de la fiévre, & par l'embonpoint & les couleurs naturelles que le malade recouvra, & dont il jouit encore ſans qu'il ait jamais eu la moindre atteinte de fiévre.

III. EFFET.

Apparence d'hydropiſie de poitrine évanouie, flux hémorroïdal ſuprimé rétabli par l'uſage de nos Eaux.

Le mois de Juillet de l'année 1745. le Révérend Pere d'Horticos Barnabite, diſtingué par ſes talens, fut forcé

forcé à demander du ſecours contre une fiévre violente, une toux opiniâtre &c. On employa pendant long-tems tous les remèdes que la prudence d'un ſage & habile Médecin ſuggera, & les ſuccès en furent ſi heureux, que malgré la violence du mal, le malade recouvra une ſanté parfaite dont il jouit pendant long-tems : dans le plus grand calme elle fut troublée par le retour de la fièvre, & le Révérend Pere paſſa le reſte de l'année preſque toujours dans les alternatives d'une ſanté très-chancellante ;

lante ; vers le mois de Juillet de l'année ſuivante le mal augmenta conſiderablement, & une foule de ſymptômes fâcheux qui ſe mirent de la partie, déterminerent ſon Médécin à lui faire ouvrir la veine du pied ; peu de tems après les jambes enflées, la fiévre qui redoubloit deux fois par jour avec violence, une très-grande oppreſſion de poitrine, la reſpiration gênée, une toux opiniâtre pendant la nuit, l'expectoration des crachats fort-épais, fœtides & ſanglans, l'impoſſibilité de ſe tenir couché ſur les côtés,

tous

tous ces accidens firent regarder la maladie comme très-dangereuſe, & déja on avoit plus que des ſoupçons d'une hydropiſie de poitrine.

Telle étoit la ſituation preſſante du Révérend Pere, lorſque ſon Médécin forcé à l'abandonner pour ſe rendre à Bordeaux, je fus requis pour lui donner du ſecours.

A la lecture de tous ces accidens, on comprend aiſément quel fut mon embarras, il fut, je l'avoüe, fort grand d'abord ; mais après avoir attentivement réflechi ſur la ſituation du malade, & après m'être ſoigneuſement inſtruit de tout qui avoit pû le conduire à cet état, j'apris qu'avant cet orage menaçant le Révérend Pere avoit été ſujet à un flux hémorroïdal périodique, qu'il étoit ſuprimé depuis bien du tems, & qu'inſenſiblement differens accidens qui en ſont pour l'ordinaire le produit, s'étoient alternativement ſuccédés, juſqu'à ce qu'enfin ils ſe montrerent tous à la fois.

Cette réfléxion me fit prendre des indications que les ſuccès me confirmerent être très-juſtes : perſuadé que tous les ſymptômes qui ſembloient

caractériſer

caractériser la maladie, n'étoient que le produit du refoulement du sang hémorroïdal, je portai toutes mes attentions à désemplir les vaisseaux, pour passer ensuite avec plus de sûreté à l'usage des remèdes capables de rétablir l'évacuation suprimé, & après deux saignées copieuses que l'on fit en six heures de tems, je vidai l'estomac au moyen d'un remède purgatif. Ainsi assuré des premiéres voyes, je mis le R. P. à l'usage de nos Eaux malgré la violence de la fiévre. Il en but pendant dix-sept jours, les urines pres-

qu'entiérement

qu'entiérement ſuprimées devinrent très-abondantes, le ventre fut très-libre, la toux, l'oppreſſion de poitrine ceſſerent, l'œdeme des jambes diſparut, il ſurvint une ſalivation abondante, le malade fut avant huit jours en état de ſe coucher ſur les côtés; enfin le retour de ſa ſanté s'annonça par celui du flux hémorroïdal. Il ſortit ainſi en moins d'un mois d'un état des plus dangereux. J'avouerai cependant que quelques puiſſantes que ſoient les vertus de nos Eaux, je n'oſerois point leur attribuer entiérement cette

guériſon

guériſon ſurprenante, & je penſe que le Révérend Pere eſt redevable d'une partie de ces heureux effets à ſa ſage conduite, & à des pillules emmenagogues qu'il prenoit chaque matin immédiatement avant les Eaux.

Voilà, *Meſſieurs*, parmi un nombre infini d'effets ſurprenans qui ſe ſont opérés depuis trois ans ſous mes yeux, ceux qui m'ont frapé le plus : ils ont mérité à nos Eaux une réputation qui ne ſe démentira jamais, ſi ceux qui les mettront en uſage, ſe réglent ſur la connoiſſance de leurs qualités que je viens de développer, ſur la maniére d'agir que j'ai expliquée ; enfin s'ils ſe conforment, en les prenant, aux Expériences que j'ai rapportées.

On voit dans cette ſeconde partie. 1°. Une énumération des cas dans leſquels conviennent nos Eaux. 2°. Le guide que l'on doit ſuivre pour s'aſſurer des bons effets qu'elles ſont en état d'opérer. 3°. Enfin j'y ai rapporté les effets qui m'ont paru les plus utiles & les plus déciſifs. En dire d'avantage, ce ſeroit groſſir inutilement cette Diſſertation :

il

il ne me reſte qu'à eſpérer l'approbation de l'Illuſtre Académie à qui j'ai l'honneur de préſenter les premiers fruits de mon travail ; ſi je l'obtiens, elle ſera le prix & la récompenſe la plus glorieuſe de mon attachement à ma profeſſion & de l'amour du bien public, qui ſont les deux motifs de cet Ouvrage.

FIN.

www.ingramcontent.com/pod-product-compliance
Ingram Content Group UK Ltd.
Pitfield, Milton Keynes, MK11 3LW, UK
UKHW020338180726
13839UKWH00002B/791